AF317264

DE LA CHORÉE

RHUMATISMALE

Par Henri DOUART

DOCTEUR EN MÉDECINE

Ancien externe des hôpitaux de Paris.

Aide-major stagiaire au Val-de-Grâce,

Paris

MOQUET, IMPRIMEUR

11, RUE DES FOSSÉS-ST-JACQUES, 11.

1876

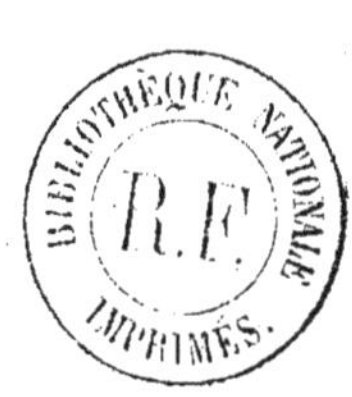

A MES EXCELLENTS PARENTS

INTRODUCTION.

⬥

De toutes les maladies diathésiques, le rhumatisme est une de
celles dont on a le plus multiplié les manifestations. Aux rhumatismes articulaire et musculaire décrits tout d'abord, on ajouta successivement les rhumatismes de la plèvre, du cœur, de l'œsophage,
de l'estomac, des reins, de la vessie, etc., si bien que presque tous
les organes furent regardés comme susceptibles d'être atteints par
la diathèse, et que Cullen put énumérer trente-quatre espèces de
rhumatisme. Les partisans de ces affections rhumatismales multi-
ples (Musgrave, Barthez, Chomel, Bouillaud), prétendaient que dans
tous les organes la lésion portait sur les mêmes tissus; pour les
rhumatismes, cérébral, cardiaque, péritonéal, etc., l'affection siégeait, d'après eux, sur la séreuse, comme dans le cas de rhumatisme articulaire. Pour les organes dépourvus de membrane séreuse
tels que l'œsophage, les muscles, ils pensaient que la lésion siégeait
dans le tissu musculaire. Malgré cette théorie de l'analogie des
tissus, beaucoup de médecins n'admirent pas l'origine rhumatismale, de ces affections qu'ils regardaient comme fortuitement
concomittantes.

Lorsque dans la diathèse rhumatismale, déjà si riche, on voulut
faire entrer la chorée, cette maladie si différente de celles qui y
figuraient déjà, cette névrose à laquelle on ne pouvait certes pas
appliquer la théorie de l'analogie des tissus; l'opposition fut encore

bien plus vive que pour les pleurésies et les méningites rhumatismales. Admise par les uns, niée par les autres, la chorée rhumatismale est encore un sujet de contestation pour les médecins de nos jours.

Nous nous efforcerons, dans notre thèse, de résoudre cette difficile question et de rechercher la vérité au milieu de ces opinions diverses.

Nous ne nous arrêterons pas à décrire la chorée, maladie aujourd'hui bien connue. Nous laisserons également de côté le diagnostic et le traitement.

Après un historique rapide, nous exposerons l'état actuel de la question, puis, d'après l'étiologie et l'anatomie pathologique, nous chercherons à établir quelle est la nature de la chorée; quels sont ses rapports avec les autres maladies; nous verrons en même temps si c'est vne affection toujours identique à elle-même, ou s'il y a lieu d'en distinguer plusieurs espèces.

Pour remplir cette tâche, nous nous inspirerons surtout de l'ouvrage et des leçons de M. le professeur Germain Sée; qu'il nous soit permis ici de remercier notre maître des renseignements, et des bienveillants conseils qu'il nous a donnés.

HISTORIQUE.

C'est en Angleterre que fut d'abord décrite la chorée vulgaire, telle que nous la connaissons de nos jours. Sydenham, le premier (1), vers 1770, en traça un tableau exact, la distinguant des diverses affections morbides qu'on avait désignées avant lui, sous le nom de scelotyrbe, danse de Saint-Guy, tamplage, sortes de frénésies religieuses et extatiques, fruits de la superstition et du

(1) Médecine pratique de Sydenham, traduction de Jault, Paris 1774.

fanatisme, qui furent pendant tout le moyen-âge la terreur des po-
pulations.

En Italie, en Espagne, en France, les auteurs restèrent muets
sur cette maladie, et les Français connaissaient si peu cette affection, que Lieutaud, premier médecin de Louis XV alla jusqu'à en nier
l'existence. Vers 1804 seulement parurent dans le journal de Cor-
visart, les premiers travaux sur la chorée, puis en 1810 le traité
magistral de Bouteille, auquel toutes les dissertations publiées
depuis cette époque n'ont ajouté que peu de choses. Dans tous ces
travaux, la chorée était regardée comme une affection de nature
toujours identique, comme une névrose indépendante de toute
autre maladie. Ce fut aussi en Angleterre qu'on songea d'abord à
rattacher la chorée aux affections rhumatismales.

« Dans le livre intitulé : Essais de leçons sur la pratique médi-
« cale publié à l'hôpital Guy, on trouve dans l'édition de 1802 le
« rhumatisme signalé comme cause de chorée, et dans les der-
« nières éditions celles de 1820 par exemple, on lit : la chorée
« alterne avec le rhumatisme aigu (1). » Bright dont nous citons
les paroles, n'admit pas cette opinion ; mais il émit l'assertion que
la péricardite et la chorée pouvaient être réunies. « Depuis très
longtemps, dit-il, j'ai dirigé mon attention sur ce point et je suis
convaincu que la péricardite doit être considérée comme une des
causes de la danse de Saint-Guy (2). » A l'appui, il rapporte quatre
observations de rhumatisme accompagné de péricardite et de
chorée. Plus tard, le docteur Yonge de Pleymouth rapprocha des
observations de Bright une autopsie de choréique où l'on trouva
une endopéricardite avec congestion des plexus choroïdes (3).

Le docteur Babington, dans un mémoire sur la chorée rapporte
également un certain nombre d'observations de chorée coexistant

(1) Bright, Archives de méd. 3me série, T. VII, page 241.
(2) *Ibid.* p. 241.
(3) Arch. de méd. T. 2, 3me série 4841, p. 472.

avec le rhumatisme et surtout avec l'endopéricardite (1). Dans le
medical Argus de janvier 1845, le professeur Taylor en cite également
ment un exemple (2). Les observateurs Anglais, s'accordaient donc
d'après ces quelques faits à regarder la chorée comme causée surtout par la péricardite, et n'attachaient que peu ou point d'importance au rhumatisme. Ces assertions passèrent inaperçues en
France. Bouteille cite bien dans son ouvrage, comme exemple de
chorée secondaire, une danse de Saint-Guy consécutive à un rhumatisme fébrile de l'épaule ; il en rapporte une autre d'après Stall
consécutive à un rhumatisme fébrile du bras et de l'épaule gauche ;
et une troisième d'après Sauvage causée, chez une femme sexa-
génaire, par un rhumatisme sec. Mais ces cas sont perdus au milieu d'une foule d'autres tendent à prouver que la chorée peut
être consécutive à la saburre, à la variole à la cardialgie, aux
chutes sur la tête, etc., et Bouteille n'y attache aucune importance.

Pour trouver les rapports du rhumatisme et de la chorée nette-
ment indiqués, il faut arriver jusqu'en 1845, époque à laquelle parut, pour le concours de l'internat, un ouvrage de M. le docteur
Germain Sée, alors interne à l'hôpital des Enfants. Les faits et
conclusions de cette thèse formèrent la base d'un mémoire qui,
présenté quelques années plus tard, en 1851, à l'Académie, rem-
porta le premier prix des affections nerveuses.

Dans cet ouvrage, marqué au coin de la saine observation, l'éminent professeur de la Charité cherche à établir que la chorée, loin
d'être une maladie toujours identique à elle-même, est tantôt une
affection nerveuse essentielle, c'est-à-dire une névrose ; tantôt
l'expression d'une diathèse rhumatismale ou tuberculeuse ; tantôt,
mais plus rarement, l'effet d'une désorganisation idiopathique de la
substance nerveuse. Il cite aussi, mais comme exceptionnelles, des
chorées puerpérales, métastatiques et vermineuses.

« Dans la plupart des cas, dit-il, la chorée est le résultat de la

(1) Arch. de méd. T. 12, 4me série, p. 435.
(2) Arch. de méd. T. 9. 4me série, p. 222.

« diathèse rhumatismale, et se traduit par des inflammations plas-
« tiques des membranes du cœur, des méninges, de la plèvre, du
« péritoine, avec ou sans rhumatisme articulaire (1). » Cette proposition, qui résume la doctrine fondée par M. Sée, est appuyée de
128 observations, dans lesquelles on trouve 61 chorées rhumatismales, c'est-à-dire 2 au moins sur 5.

Dans ces nombreuses observations, on voit le rhumatisme pré-
céder, accompagner, suivre la chorée, ou alterner avec elle ; on
trouve sur des sujets morts choréiques les altérations du rhumatisme, soit articulaire, soit viscéral.

Nous n'avons plus là quelques faits épars, comme ceux que l'on
trouve dans les auteurs anglais ; nous n'avons plus affaire à des assertions reposant sur un nombre minime de cas, comme celles de
Bright. C'est une doctrine nouvelle, appuyée sur des faits nombreux, qui vient établir d'une manière positive les rapports de la
chorée et du rhumatisme.

Les preuves données par M. Sée, à l'appui de ses idées, sem-
blaient de nature à les faire adopter sans conteste ; il n'en fut rien
cependant. Les objections s'élevèrent nombreuses, même de la
part des maîtres de l'auteur. Guersant, Baudelocque, Blache, habitués à considérer la chorée comme une maladie nerveuse indépendante de toute diathèse, ne pouvaient consentir à regarder cette
névrose comme une manifestation rhumatismale. Trousseau fut
aussi très-sceptique et « crut devoir prévenir son élève contre les
entraînements du jeune âge (2). » Quoiqu'à cette même époque
(1850), ait paru une thèse d'un interne, M. Botrel, qui (sans men-
tionner d'ailleurs les opinions de M. Sée, déjà publiées pourtant)
arrivait absolument aux mêmes conclusions que son collègue, l'es-
prit des médecins contemporains ne fut pas plus convaincu. Bar-

(1) G. Sée, De la chorée et des affections nerveuses en général. Leurs rapports
avec les diathèses et principalement avec le rhumatisme. Extrait des Mémoires
de l'Acad. de médecine. p. 41;

(2) G. Sée. Leçons orales.

rier, dans son *Traité des maladies des enfants* (1), regarde comme très-exagéréees les idées de MM. Sée et Botrel. Pour M. Bouchut, pour Monneret (2), le rhumatisme, dans le cours de la chorée, n'est « qu'une complication accidentelle qu'on observe rarement.» Rillet et Barthez (3) trouvent que la chorée et le rhumatisme ne se rapprochent que très-imparfaitement, au point de vue patholo-gique. Cependant ils ajoutent : « Si nous, ne répugnons pas à ad-mettre que la chorée peut être une des manifestations du rhuma-tisme, nous attendons d'autres preuves avant d'adhérer entièrement à cette opinion. » Requin (4), en 1863, était déjà moins sceptique, car nous trouvons dans sa *Pathologie* les lignes suivantes : « — Ces « faits ont conduit M. Sée à considérer les relations de la chorée « avec le rhumatisme comme l'expression d'une étiologie iden-« tique, et à fonder une opinion qui gagne tous les jours des parti-« sans, à savoir, que, dans le plus grand nombre des cas, la chorée « est une affection rhumatismale. »

Ces idées des différents maîtres se retrouvent dans les diverses thèses inaugurales présentées à cette époque. M. Moynier (5), bien qu'il cite 12 observations de chorée coïncidant avec des affections rhumatismales ou cardiaques, ne regarde le rhumatisme que comme une cause prédisposante. MM. Long (6) et Gondet (7), tous deux élèves de M. Bouchut, s'arrêtent aux mêmes conclusions : Selon M. Gondet, on a été trop loin pour ces relations du rhuma-tisme avec la chorée; dans les autopsies, il n'admet comme rhu-matismales que les lésions articulaires; les autres n'ont aucune va-leur : d'accord en cela avec son maître, dont il cite les paroles : « Chez quelques malades, on trouve des traces, anciennes ou ré-

---

(1) Tome 2. p. 223,
(2) Monneret. Path. int. 1864. T. 1, p, 182,
(3) Traité des maladies des enfants, 1873, T. 2, p. 587.
(4) Pathologie médicale, 1853, T. IV. p. 507.
(5) Moynier, sur la chorée, thèse 1853.
(6) Long.   —   — 1860.
(7) Gondet,   —   — 1866.

« centes, de pleurésie ou de péricardite ; mais ces lésions n'ont au-
« cun rapport direct avec la chorée. »

Et cependant, à la fin de son mémoire, l'élève ne paraît pas
aussi convaincu que son maître, car il termine en disant : « Malgré
« tout, nous n'oserions conclure, comme Moynier, qu'il n'y a dans
« le rapport du rhumatisme et de la chorée, qu'un fait de coïnci-
« dence, et nullement une relation de cause à effet. »

En Angleterre, on avait fait revivre les idées de Bright. En 1863,
Kirkes, que nous trouvons cité dans la clinique de Jaccoud, signale
sur 36 cas de chorée, 33 malades, chez lesquels il y avait eu à la
fois rhumatisme et maladie du cœur, et 3 avec affection cardiaque
seulement ; il en conclut que le rhumatisme doit son influence étio-
logique aux accidents cardiaques, et que par conséquent, c'est le
cœur lui-même qui doit être mis en cause.

En Allemagne, Cyon acceptait ces conclusions. D'après lui, il
existe trois formes de chorée : une sympathique, produite par l'ané-
mie, la chlorose, l'onanisme ; une symptomatique, causée par les
lésions des centres nerveux ; enfin, une reflexe, déterminée par
l'endo-péricardite, le rhumatisme, les vers, l'appareil utéro-ova-
rien. D'ailleurs, l'action du rhumatisme n'est que médiate, car il
n'agit que par la péricardite, cause directe de la névrose.

Un des compatriotes de Cyon, Spitzmüller, s'éleva contre cette
manière de voir. Les troubles du cœur, et les bruits de souffle ne
sont pas pour lui une preuve suffisante d'endocardite ; ils sont le
résultat d'un trouble de coordination des muscles papillaires, trouble qui est l'effet direct de la chorée elle-même.

Comme on le voit, il s'en fallait de beaucoup que la chorée rhumatismale fût admise par tout le monde, et le doute régnait encore
dans la plupart des esprits, lorsqu'en 1866, parurent dans les *Archives de médecine*, les leçons cliniques de M. Roger. Chef de service depuis 10 ans à l'Hôpital des enfants, cet éminent praticien
possédait sur cette matière une autorité que personne ne saurait
contester. Nous citerons ses propres paroles : « La clinique m'a
« appris qu'il faut non-seulement admettre dans la chorée une

« forme rhumatismale, mais encore que cette forme prime
« toutes les autres par son évidence et sa fréquence, comme par
« son importance pratique, à tel point que je me suis demandé si
« la chorée n'était point dans la presque unanimité des cas, une
« manifestation du rhumatisme, et, en conséquence, si l'on ne de-
« vait pas nosologiquement la faire sortir du cadre des névroses,
« ou tout au moins la considérer comme une névrose rhumatis-
« male (1). » Le savant médecin acceptait donc entièrement les
idées de M. Sée, et allait même plus loin que lui. A l'appui de ce
qu'il avançait, il donnait trente observations de chorée rhumatismale. Deux ans plus tard, parut une nouvelle série de leçons dans
lesquelles le professeur insistait surtout sur la coïncidence de la
chorée, et de l'endopéricardite et citait cinquante-six observations
dans ce sens ; mais, de cette coïncidence, que d'après lui « M. Sée,
avait regardée comme trop rare, » M. Roger se garde bien de conclure comme Bright à l'existence d'une chorée d'origine purement
cardiaque. Des trois affections si souvent coïncidentes, il se demande si c'est la chorée qui commande aux deux autres, si elle est
dans leur dépendance, ou si plutôt ce n'est pas le rhumatisme qui
commande aux deux autres. C'est à cette dernière idée qu'il s'arrête
et il n'hésite pas à reconnaître dans l'affection cardiaque, accompagnée de chorée avec ou sans phlegmasie articulaire, une manifestation de la diathèse rhumatismale. « La parenté du rhumatisme
« et de la chorée prouvée directement par nos observations de rhu-
« matisme, coïncidant avec la danse de Saint-Guy, l'est encore
« d'une manière indirecte, mais non moins positive, par nos obser-
« vations de chorée cardiaque. Le lien qui unit les phlegmasies
« cardiaques à la danse de Saint-Guy, est celui-là même qui ratta-
« che la chorée au rhumatisme. »

L'opinion de M. Roger, si pleinement confirmative des assertions de M. Sée, devait persuader beaucoup de médecins et faire
gagner beaucoup de terrain à la doctrine de la chorée rhumatis-

____

(1) Roger Arch. de méd. 6me série, t. 8. p. 666. 1856.

male ; de fait, nous pouvons nous en convaincre en jetant un coup d'œil sur les articles et les ouvrages de pathologie publiés dans ces dernières années.

ÉTAT ACTUEL DE LA QUESTION.

Trousseau, qui avait tout d'abord hésité à accepter les idées de M. Sée, se rangea peu à peu à son avis, et dans la dernière édition de ses cliniques (1), nous trouvons ces lignes : « Cette loi (de la « coïncidence de la chorée et du rhumatisme), en en retran- « chant ce qu'elle aurait de trop exclusif, n'en reste pas moins ac- « quise à la science, et il n'est pas de médecin aujourd'hui qui « n'ait été à même de la vérifier. » Après avoir cité quelques cas confirmant ces paroles, il ajoute :

« Combien de faits qui me sont personnels et dont quelques-uns « sont tout récents, pourrais-je ajouter à ceux-ci, maintenant que « je ne laisse plus échapper l'occasion de rechercher la loi de coïn- « cidence sur laquelle les travaux de MM. Hugues, Botrel et Sée « ont plus spécialement éveillé mon attention. Instruit par eux, « j'ai pu prédire en bien des circonstances que la danse de Saint- « Guy affecterait des enfants que je voyais atteints de rhumatisme « et réciproquement. »

M. Bucquoy dans une leçon clinique publiée par le *Mouvement médical* du 13 novembre 1875, admet une chorée rhumatismale, et une chorée hystérique sur laquelle nous reviendrons à l'article étiologie. « La chorée, dit-il, peut se montrer comme une des ma- « nifestations de la diathèse rhumatismale, et vous retrouvez là « encore ce caractère essentiellement protéiforme que je vous ai « fait remarquer dans le rhumatisme, qui, sous forme d'inflam-

(1) Cliniq, méd. de l'Hôtel-Dieu, 1873, 4me édition, T, 2, p. 231.

« mation, affecte les séreuses splanchniques ou articulaires, ou
« simple névrose, atteint la sensibilité, et détermine des douleurs
« névralgiques, des paralysies et des convulsions. »

Dans le Dictionnaire publié par M. Jaccoud, à l'article chorée de
M. Jules Simon, nous lisons : « Pour ma part, il m'a été donné de
« contrôler avec soin les opinions de M. Sée. Pendant presque
« toute l'année 1865, alors que je dirigeais le service des choréi-
« ques à l'hôpital des Enfants-Malades, — presque toujours, mais
« dans une proportion que je n'ai point notée, j'ai pu constater des
« affections cardiaques, bien avérées avec souffles organiques,
« hypertrophie, etc. Souvent alors, mais non dans tous les cas, les
« petits malades, au dire des parents, avaient été atteints d'un
« rhumatisme articulaire aigu. »

Dans le n.º 132 de l'*Union médicale*, en novembre 1875, M. Ar-
chamband, chef de service aux Enfants-Malades, cite un sujet
atteint d'hémichorée présentant une double insuffisance aortique
et mitrale ; il avait eu autrefois du rhumatisme articulaire aigu. Il
rapporte ensuite plusieurs exemples de rhumatisme généralisé
accompagné d'endocardite, puis il ajoute : « Tous ces exemples de
« rhumatisme et d'affections cardiaques se trouvent chez des gar-
« çons. Les filles les offrent aussi parfois, mais dans des propor-
« tions beaucoup moindres. Elles ont moins souvent la forme
« ordinaire du rhumatisme, et bien plus souvent la chorée, qui
« tend de plus en plus à être considérée comme rhumatismale. »
M. Bergeron, médecin à l'hôpital Sainte-Eugénie, dans une lettre
adressée à M. Sée qui lui avait écrit pour connaître son opinion sur
ce sujet, s'étonne de la demande du professeur, tant la chorée rhumatismale lui paraît chose bien établie, et déclare se ranger com-
plétement à ses opinions. Tous les médecins qui exercent dans les
hôpitaux d'Enfants ; et qui par cela même sont plus aptes que les
autres à juger la question, s'accordent donc à regarder la chorée
comme une manifestation de la diathèse rhumatismale. M. Bouchut seul, persiste à s'élever contre cette doctrine. Dans une de ses
cliniques publiée par le *Mouvement médical* du 16 octobre 1875, il

s'exprime ainsi à propos d'une jeune fille choréique présentant à
la pointe du cœur un souffle « certainement produit par une endocardite végétante. »

« Niant toute influence des causes morales dans la chorée, il
« s'est trouvé des auteurs qui ont cherché dans la présence du
« rhumatisme, l'explication de la chorée. Pour cette école qui s'é-
« teint, la chorée était toujours rhumatismale. Nous avons vu des
« quantités de chorées qui prouvent que cette maladie n'est pas
« rhumatismale (1). »

Outre M. Bouchut, on a cité comme adversaire des idées de
M. Sée, un médecin distingué de l'hôpital de la Charité, M. Empis.
Dans un article publié par M. Revillout dans le nº 71, de la *Gazette
des hôpitaux*, nous lisons en effet : « Depuis que parurent les pre-
« miers travaux sur les rapports de la chorée et du rhumatisme
« chez les enfants, M. Empis n'a jamais négligé d'interroger, sur
« les antécédents choréiques qu'ils auraient pu avoir, tous les rhu-
« matisants de son service hospitalier ou de sa clientèle. Eh bien,
« jamais encore, il n'en a pu trouver aucun qui eût eu la chorée
« dans son enfance. Ceci lui donne de grands doutes sur l'exis-
« tence réelle d'une diathèse commune ou d'une étiologie uni-
« que. » Le rédacteur de Journal avait certainement mal inter-
prété ou défiguré la pensée du chef de service, car dans une clinique faite à ce propos par M. Sée en présence de M. Empis qui
avait bien voulu y assister, nous avons noté les paroles suivantes
du professeur : « Mon collègue, M. Empis, loin de nier l'existence
» de la chorée rhumatismale, m'autorise au contraire, à affirmer
« deux faits qu'il a remarqués : Il est de règle que chez les cho-
« réiques, il existe des affections articulaires accompagnées la
« plupart du temps de gonflement ; le seul point qui soit discuta-
« ble est relatif à la valeur de ces affections articulaires. Un au-
« tre fait, c'est que fréquemment la chorée est accompagnée d'une
« affection cardiaque, souvent moins grave que d'ordinaire et

(1) Mouvement médical de 1875, p. 665, uº 42.

« pouvant disparaître. » Il y a loin comme on le voit de cette opinion de M. Empis à celle qu'on lui avait prêtée.

A propos de ce passage de la *Gazette*, un médecin faisant de la
pratique « rurale » a adressé à ce même journal (1) un article où il
regarde la chorée rhumatismale comme « une de ces singularités
qui ont cours dans la science ; sans que des voix autorisées s'élèvent contre elles » et que ni lui, ni plusieurs de ses collègues n'ont
jamais rencontrée, bien qu'ils aient vu « pas mal de rhumatisants
jeunes et vieux. »

« Quoique, ajoute-t-il, ce ne soit là, comme dit Grisolle, qu'une
« hypothèse propagée par l'enseignement de M. Sée, il me semble
« qu'il serait bon de la démontrer ou de l'abandonner. Que plu-
« sieurs observateurs sérieux fassent comme M. Empis, et la ques-
« tion est jugée cliniquement. » Nous ignorons si le docteur en
question se compte au nombre des « observateurs sérieux » qu'il
voudrait voir étudier les rapports de la chorée et du rhumatisme ;
nous pensons en tout cas que MM. Roger, Jules Simon, Bergeron,
Archambault et autres, peuvent à juste raison être regardés comme
tels, et nous renvoyons à leurs ouvrages le praticien rural, qui paraît d'ailleurs en ignorer profondément l'existence. Quant aux
paroles de Grisolle ; que cite le correspondant de la *Gazette*, nous
ne les retrouvons pas dans l'édition de 1865. A l'article chorée de
cet ouvrage, antérieur aux travaux de M. Roger, Grisolle s'exprime
ainsi : « C'est une question qui pour nous, n'a encore été que po-
« sée ; pour être résolue dans le sens affirmatif de M. Sée, il fau-
« drait des faits plus nombreux et plus précis que ceux qui ont
« été produits jusqu'à ce jour. Je suis bien loin pourtant de nier
« l'influence du rhumatisme, je l'ai constatée plusieurs fois. »

Pour en finir avec les opinions des auteurs français, il nous reste
à citer celles de M. Jaccoud. Cet auteur pour cette question, comme
pour beaucoup d'autres d'ailleurs, a adopté les idées étrangères.

(1) Gazette des Hôpitaux, n° 14 de 1875, p. 585.

C'est la théorie des Anglais qu'il rapporte dans ses cliniques de Lariboisière et qu'il expose en ces termes :

« L'influence pathogénique attribuée au rhumatisme doit être
« apportée aux lésions du cœur. La diathèse rhumatismale, n'a plus
« rien à voir dans la genèse des accidents nerveux. Cette dernière
« proposition pourrait être contestée si, aujourd'hui, comme au
« temps de Bright, on ne connaissait aucun lien matériel entre
« l'altération du cœur et la chorée, mais, des faits nombreux déjà,
« et de sources diverses ont élucidé le mécanisme par lequel les
« lésions cardiaques engendrent la chorée, et ils nous ont appris
« que ce mécanisme est réalisable, par toute altération de l'endo-
« carde, quelle qu'en soit l'origine. »

Cette nouvelle doctrine, qui a pris naissance en Angleterre, a été adoptée par un certain nombre d'auteurs Allemands. C'est la doctrine de l'embolisme capillaire. Elle repose tout entière sur les données de l'anatomie pathologique; nous la discuterons dans le chapitre suivant.

ANATOMIE PATHOLOGIQUE.

« Parmi les altérations pathologiques trouvées sur le cadavre
« des choréiques, il n'en est pas une que l'on puisse considérer,
« comme cause de la maladie. Les faits assez rares qui existent
« dans la science ne fournissent que des résultats purement néga-
« tifs, lorsqu'ils sont dégagés de toute complication. »

Cette opinion des auteurs du compendium de médecine, nous paraît un peu trop absolue. Certainement, dans les cas « dégagés de toute complication, » c'est-à-dire dans les chorées essentielles, on ne trouve comme pour les autres autres névroses aucune lésion. Mais il existe des cas où l'on a réellement constaté l'existence d'altérations pathologiques, soit dans la moelle, soit dans l'encé-

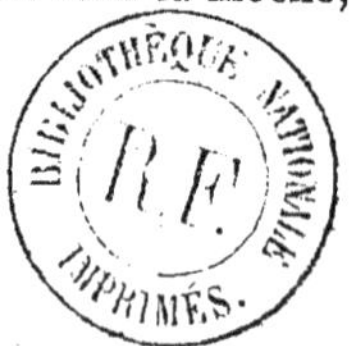

phale. M. Gendron (1) a trouvé chez deux jeunes filles choréiques, un ramollissement de la moelle au niveau de la région cervicale. Guersant a rencontré la même lésion chez deux enfants, Monod a vu une hypertrophie de la moelle. Serres (2) dans quatre cas a trouvé les tubercules quadrijumeaux altérés (épanchements, tumeurs). Dans quelques expériences tentées sur les animaux vivants, il vit que lorsqu'il lésait ces tubercules, il se produisait des mouvements aussi incohérents que ceux de la chorée. Enfin, on a constaté aussi quelquefois la présence de concrétions calcaires dans les centres nerveux. On nous objectera que pour ces faits, rares d'ailleurs, il pouvait y avoir simple coïncidence de la névrose et des lésions pathologiques; cela n'est pas impossible; mais il nous semble assez naturel de rapprocher ces chorées avec les lésions de ces cas de tétanos et d'épilepsie causées par des altérations de la substance nerveuse.

Cette épilepsie, nous dira-t-on, n'est plus la vraie névrose désignée sous ce nom, et l'on a alors plutôt affaire à des convulsions épileptiformes symptomatiques; rien de plus vrai; aussi sommes-nous assez porté à regarder, par analogie, la chorée accompagnée de lésions nerveuses comme des convulsions choréiformes également symptomatiques. Quoi qu'il en soit, ces cas sont rares, et personne en France, pas même Serres, n'en a jamais conclu qu'il devait y avoir des lésions de l'axe cérébro-spinal dans tous les cas de chorée. Mais ce que les médecins français avaient regardé comme exceptionnel, les praticiens anglais ont voulu le généraliser à tous les cas, et nous arrivons ici à la théorie de l'embolisme capillaire qui a pris naissance ces dernières années chez nos voisins d'outre-Manche. L'ancienne idée de Bright est encore celle qui domine toute leur doctrine.

La cause première et exclusive de la chorée, selon eux, c'est l'affection cardiaque; voulant expliquer le mécanisme suivant

(1) Gendron. Thèse 1836.
(2) Serres, in Arch. de méd. T. 15, 1re série, p. 131.

lequel l'endocardite pouvait déterminer cette névrose, ils ont prétendu établir que par suite de la lésion du cœur, il se produisait dans l'encéphale des embolies capillaires qui elles, donnaient lieu directement aux convulsions choréiques. En outre, cédant aux tendances de notre époque d'après lesquelles on cherche à déterminer la partie spéciale des centres nerveux qui préside à chaque fonction physiologique ou pathologique en particulier, ils ont cru démontrer que ces embolies avaient toujours pour siége la couche opto-striée. Ainsi : la chorée a pour cause des embolies capillaires, celles-ci siégent toujours dans les corps optiques ou striés ; telle est en deux mots la doctrine anglaise.

C'est Senhouses Kirkes, qui le premier a décrit des particules de fibrines provenant d'une endocardite végétante et faisant embolie dans les divers vaisseaux de l'encéphale. En 1865-66 Broadbent, Russel et Huglinks Jackson (1) apportèrent des observations confirmatives des idées de Senhouses Kirkes et d'après les altérations de l'encéphale trouvées à l'autopsie de différents sujets, localisèrent les lésions dans la couche opto-striée. Outre ces faits anatomiques, ils citaient à l'appui de leur doctrine les observations cliniques d'hémichorée. Certainement ce sont là les cas les plus favorables à l'hypothèse de l'embolisme capillaire; mais même en ne considérant que ceux-là, combien d'objections, et des plus graves, s'élèvent contre cette théorie. Comment, des embolies cérébrales ne détermineraient d'autre trouble que ces mouvements convulsifs! elles persisteraient pendant des semaines, des mois (car la chorée dure souvent un temps aussi long) sans influencer en rien la santé générale! Et l'ictus apoplectique, et la paralysie que nous avons jusqu'alors été habitués à considérer comme phénomènes essentiels causés par les embolies; il faudrait tout d'un coup les rayer des symptômes de cette lésion pathologique! En vérité, il faut convenir que ce sont là des faits bien étranges, et qu'ils renversent toutes les données de la science au sujet des embolies.

(1) Cités par M. Jaccoud dans sa clinique de Lariboisière.

Tout le monde admet que les embolies se font ordinairement par la carotide gauche, et déterminent par conséquent des troubles dans les fonctions du côté droit du corps ; or il se trouve que l'hémichorée siége le plus souvent à gauche (1) Et pour les chorées généralisées faudra-t-il admettre une lésion double de l'encéphale ; pour les chorées limitées à un membre, à un côté de la face, aux deux jambes, comme on en a cité des exemples, quelles lésions admettrons-nous ? Si nous nous plaçons à un point de vue plus général, les objections surgiront encore plus nombreuses. En premier lieu, il est des choréiques qui ne présentent aucun trouble des fonctions cardiaques ; il existe nombre d'autopsies où l'on n'a trouvé aucune lésion du cœur ; par conséquent beaucoup de chorées échappent à la théorie anglaise. Même dans les cas où l'on a constaté des endocardites, et des lésions cérébrales ; ces lésions cérébrales n'étaient pas toujours des embolies ; et quand c'était des embolies véritables, celles-ci ne siégeaient pas toujours dans les couches opto-striées (2). On le voit, la doctrine de l'embolisme capillaire ne peut résister à un examen un peu sérieux. D'après les faits cliniques, d'après les lésions anatomiques, il est impossible de l'admettre. Et pourtant M. Bouchut avait apporté son argument en faveur de cette théorie.

Les altérations que le microscope avait fait découvrir dans les couches opto-striées, le père de la cérébroscopie disait les avoir constatées sur le vivant à l'aide de ce nouveau mode d'exploration. « Sur les quatorze enfants choréiques que vous avez vus dans la « salle Sainte-Catherine, dit-il, il y en a dix qui ont le nerf optique « malade. Il existe chez ces enfants comme une espèce de névrite « réflexe dont la cause première doit exister dans la moelle (3). » Nous nous permettrons d'abord de faire remarquer que la lésion signalée par M. Bouchut est assez peu précise : « une espèce de

(1) Sée, Jaccoud.
(2) Jaccoud, *loc. cit.* p. 159 et suiv.
(3) Mouvement médical 1875. N. 42, page 665.

névrite réflexe » ne constitue pas une affection bien déterminée. En second lieu, les faits cités par le médecin de l'hôpital des enfants ne détruisent en rien les objections que nous avons faites plus haut à la doctrine anglaise. Et d'ailleurs cette théorie de l'embolisme capillaire est si peu admissible, que M. Jaccoud lui-même, qui en paraît si enthousiaste au début de sa première clinique (1), qui n'hésite pas à déclarer que « la diathèse rhumatismale n'a plus rien à voir dans la genèse de la danse de Saint-Guy », depuis qu'on connaît les liens matériels qui existent entre les altérations du cœur et la chorée, s'applique à la détruire pièce à pièce dans la clinique qui suit la précédente (2).

De la discussion ci-dessus, il ressort donc qu'il n'est pas possible d'invoquer comme cause de la chorée une altération des centres nerveux, spéciale et toujours identique à elle-même. Qu'on place les lésions dans les hémisphères, dans les couches optostriées, dans le cervelet, dans la moelle, les objections exposées plus haut subsistent toujours avec toute leur valeur. Si, maintenant, laissant de côté les cas exceptionnels où l'on rencontre quelque affection de l'axe cérébro-spinal, nous recherchons les autopsies des chorées non essentielles, nous trouvons dans l'immense majorité des cas les altérations caractéristiques de la diathèse rhumatismale. Les anciens auteurs les avaient déjà signalées, mais sans y attacher d'importance. Rœser (3) cite un cas où l'on constatait : vascularisation de la pie-mère, hypersécrétion et trouble du liquide sous-arachnoïdien, coïncidant avec une pleurésie et une péricardite. Prichard, Abercombrie, Hugues, Bright surtout, ont fourni des observations analogues. Frank (4) rapporte que « les ca- « davres des personnes qui ont succombé à la chorée ont offert des « pseudo-membranes autour du cerveau, traces d'une inflamma-

(1) Jaccoud, *loc. cit.* p. 157.
(2)   —   —   . p. 159.
(3) Arch. génér. de Méd. t. 20, 1859.
(4) Ptah, Int. t. 2, p. 325.

« tion antérieure, des ossifications dans la pie-mère et du sérum dans
« le péricarde. » Enfin, M. Sée, (1) rassemblant dans son travail
un assez grand nombre d'autopsies de choréiques, en compte 84
sur lesquelles on peut constater 34 inflammations isolées ou réunies des tissus séreux. De ces 84 observations, qu'on en retranche
22 dans lesquelles la mort a été causée par des altératious des centres nerveux, 12 où elle a été la conséquence de complications
accidentelles (pneumonie, variole, etc.), et l'on voit que dans la
presque totalité des cas restants, ce sont les altérations propres à
la diathèse rhumatismale qu'on a constatées : Ce qui fait que dans
ce relevé d'autopsies, les lésions cérébrales occupent une place
assez large (le quart environ) : c'est qu'elles amènent bien plus
souvent la mort que les affections rhumatismales, aussi faut-il,
pour déterminer exactement les rapports du rhumatisme et de la
chorée, s'adresser à l'observation clinique qui nous permet d'ailleurs de constater l'existence des altérations rhumatismales aussi
sûrement qu'à l'autopsie. C'est ce que nous allons faire dans le
chapitre suivant.

RAPPORTS DU RHUMATISME AVEC LA CHORÉE. ÉTIOLOGIE.

Nous avons déjà signalé en faisant l'histoire de la question qui
nous occupe, les rapports unissant le rhumatisme à la chorée;
aussi n'y insisterons-nous pas longtemps ici. M. Sée, d'après la
recherche des causes de la danse de Saint-Guy a démontré que
sur 128 chorées, il existait 64 coïncidences avec le rhumatisme;
M. Roger allant plus loin, tend à regarder toutes les chorées comme
étant de nature rhumatismale. Les observations qui prouvent l'exac-
titude de cette doctrine sont en grand nombre. M. Roger en rapporte 86. M. Magnier en cite 12 dans sa thèse inaugurale. M. Long
qui est cependant l'élève de M. Bouchut en rapporte 11 recueillies

(1) Sée. *loc cit.* p. 27.

dans le service de son maître à Saint-Eugénie; dernièrement,
M. Roger, interne des hôpitaux, publiait deux observations de chorée avec affections cardiaques, terminées par la mort, observations
prises également dans le service de M. Bouchut à l'hôpital des
Enfants (1). Nous même durant les six mois que nous passâmes à
l'hôpital de la Charité dans le service de M. le professeur Germain
Sée, nous avons observé quatre cas de chorée rhumatismale, bien
que la danse de Saint-Guy ne se rencontre pas souvent dans les hôpitaux d'adultes. Chez trois des femmes qui furent le sujet de ces
observations, le rhumatisme se manifestait par des douleurs articulaires qui précédèrent ou accompagnèrent la chorée. Chez l'autre
il n'y avait qu'une affection cardiaque. Bref, les preuves en faveur
de la doctrine que nous soutenons sont assez nombreuses pour
qu'il ne soit pas nécessaire de nous y arrêter plus longtemps.
Examinons maintenant les objections qu'on a faites à cette théorie
et les diverses étiologies auxquelles on a voulu rapporter la chorée.

« En dehors de l'influence constitutionnelle, disent Rillet et Bar-
« thez, on n'a nullement recherché si les causes qui donnent nais-
« sance au rhumatisme sont les mêmes que celles qui produisent
« la chorée (2). »

Pour répondre aux éminents praticiens dont nous venons de citer les paroles, examinons dans quelles conditions se développe
surtout la chorée.

1° *Age.* Sur 531 cas de chorée recueillis par Blache, Barthez,
Rillet, Sée et Roger, on en compte 453 de 6 à 15 ans. M. Sée allant
plus loin dans ses recherches, a constaté que sur 191 cas, il y avait
11 malades âgés de moins de 6 ans, 94 de 6 à 11 ans, 57 de 11 à
15, 17 de 15 à 20 ans et 12 de 21 à 60 ans. La chorée peut
donc se produire à toutes les époques de la vie, mais celles qui
en favorisent le mieux le développement correspondent, l'une à la
deuxième dentition (de 6 à 10 ans), l'autre aux approches de la pu-

(1) Progrés médical, du 25 décembre 1875.
(2) Traité des maladies de l'enfauce. 1853, t. 2, p. 587

berté (de 10 à 13). Le rhumatisme s'observe aussi à cet âge ; cependant il est incontestablement moins fréquent que la chorée ; mais remarquons-le, à ces deux époques de la jeunesse, les phénomènes physiologiques particuliers exposent l'enfant aux affections nerveuses ; peut être est-ce à cause de cela qu'on observe à ces âges plutôt la forme choréique du rhumatisme que les phlegmasies articulaires ou viscérales, qui elles, si elles surviennent, se manifesteront plus tard à l'époque où le jeune homme aura passé l'âge de la puberté.

2° *Sexe*. — Sur 531 malades on a compté 393 filles et seulement 138 garçons ; c'est-à-dire environ trois filles pour un garçon. Cette différence provient évidemment de ce que les filles sont plus sujettes aux accidents nerveux que les garçons. De même que l'hystérie est infiniment plus fréquente chez la femme que chez l'homme, (et cela à un point tel qu'on en a nié l'existence pour le sexe masculin) de même le rhumatisme revêt beaucoup plus souvent la forme choréique chez les filles que chez les garçons. « Elles ont moins la forme ordinaire du rhumatisme et bien plus souvent la chorée (1). »

3° *Hérédité*. — Ici les lois sont les mêmes pour le rhumatisme et pour la chorée. Les deux affections sont héréditaires. M. Sée a pu recueillir 18 exemples de chorée transmise aux enfants par leurs parents ; dans quelques cas, plusieurs enfants de la même famille étaient atteints de la maladie ; il cite également des exemples d'enfants choréiques issus de parents rhumatisants ou réciproquement. (2).

4° *Climats*. — Les climats qui sont le plus favorables à l'existence de la chorée sont les climats tempérés ou froids et surtout ceux qui sont en même temps humides : tels que celui de l'Allemagne, de la Lithuanie de la France et en particulier de l'Angleterre qui est le pays où l'on observe le plus de choréiques.

(1) Archambault, in-Union médic., de 1875, p. 695.
(2) Sée, loc. cit. p. 83.

Dans les pays chauds, la danse de Saint-Guy est très-rare.

A la Martinique,à la Guadeloupe, aux Antilles,elle est presque inconnue.De ces faits,il ressort que c'est surtout le froid et l'humidité, ces deux causes pathogéniques des affections rhumatismales qui donnent naissance à la chorée.

Leur influence éclate encore plus manifestement, si avec **M. Sée** nous examinons à quelles saisons de l'année on voit le plus de choréiques. Les mois d'octobre et mars sont les plus chargés ; les six mois d'hiver et d'automne réunis forment un contingent de 307 cas sur 551, c'est-à-dire près des 3/5 de la totalité. (1). Enfin le froid et l'humidité ont une action manifeste sur la maladie confirmée ; c'est sous leur influence qu'on voit des rechutes et des récidives se produire, et la maladie se prolonger.

En résumé, nous constatons que les *desiderata* indiqués par MM. Rillet et Barthez ont été résolus grâce aux observations de **M. Sée**. La chorée se rencontre surtout dans les pays et aux saisons où l'on observe le plus de rhumatisans ; elle est héréditaire dans bon nombre de cas ; il nous semble que d'après cela on peut conclure que sous le rapport des causes générales, il existe entre la chorée et le rhumatisme une grande analogie.

Lorsque parut l'ouvrage de **M. Sée**, on chercha à contester la nature des douleurs articulaires ou musculaires signalées par lui chez les choréiques dont il rapportait les observations. Grisolle entre autres exprimait ainsi ses doutes. (2) « Ce médecin distingué « n'a-t-il pas souvent confondu avec les douleurs rhumatismales « des douleurs dépendant de la fatigue, de la croissance, etc? » Et pour justifier encore son septicisme, il prétendait « que la chorée ne déterminait pas les complications qui sont communes dans les péricardites. » La première objection peut tout au plus s'adresser à quelques cas dans lesquels les manifestations du rhumatisme étaient peu accentuées ; mais à côté de ces faits peu nombreux, combien

(1) Sée, loc. cit. p. 89.
(2) Path. Int. 1865, t. 2, p. 782.

y en a-t-il où la diathèse rhumatismale est inscrite en termes irré-
cusables! Le second argument de Grisolle n'est pas plus fondé que
le premier; car s'il est une affection qu'on trouve souvent avec la
chorée, c'est l'endo-péricardite; les observations de M. Sée, de
M. Roger, des Anglais ont assez fait ressortir la fréquence de cette
complication qu'on trouve aussi dans la majorité des cas de rhumatisme articulaire. A côté de cette complication la plus fréquente,
nous trouvons dans le travail de M. Sée des observations où la chorée s'accompagnait de pleurésie, de méningite, manifestations du
rhumatisme viscéral.

Tandis que Grisolle contestait la nature des affections articulaires,
en Allemagne, Spitzmüller (1) contestait la nature de l'affection
cardiaque. Pour lui, les troubles du cœur, et les bruits de souffle,
ne prouvent pas l'existence d'une endocardite dans la chorée. « Ils
sont le résultat d'un trouble de coordination des muscles papillaires, trouble qui est l'effet direct de la chorée elle-même. » Pour
prouver l'existence de cette *chorée du cœur*, il invoque la mobilité
fréquente des symptômes cardiaques, mobilité qu'on ne retrouve
pas dans les cas d'endocardite réelle. L'assertion de l'auteur alle-
mand est vraie pour un certain nombre de cas : M. Sée, en obser-
vateur habile, avait bien constaté que les troubles du cœur chez les
choréiques, n'étaient pas toujours dus à une endocardite. « Ils
« tiennent, dit-il, à trois causes différentes : tantôt, ils se lient à
« l'excitation nerveuse, tantôt ils dépendent d'un état chloro-ané-
« mique; tantôt, enfin, ce qui est plus rare, ils sont le résultat
« d'une altération organique ou inflammatoire du cœur (2). » Dans
ces lignes, on le voit, l'excitation nerveuse est signalée en termes
formels, Spitzmüller n'a fait que localiser son action dans les muscles papillaires, ce qui, soit dit en passant, n'est qu'une explication
ingénieuse; mais non prouvée. Quoi qu'il en soit, il ne faut pas

(1) Cité par Jaccoud in clin. de Lariboisière.
(2) Sée, loc. cit. p. 24

l'oublier, cette chorée du cœur n'est qu'une exception au milieu des affections cardiaques de nature organique.

M. Roger, en rapportant 56 observations de chorée, compliquée de maladie de cœur véritable, amenant toutes les accidents de l'asystolie, a montré que les troubles circulatoires de la danse de Saint-Guy étaient dus le plus souvent, et non pas exceptionnellement comme l'avait cru M. Sée, dus à une lésion valvulaire, matérielle du cœur.

En somme, des objections qu'on a faites à l'étiologie rhumatismale de la chorée, aucune ne peut résister à la critique; voyons s'il en est de même des autres causes auxquelles on a voulu rapporter cette maladie.

Nous ne nous arrêterons pas à discuter des opinions telles que celles de Sydenham, d'après lequel « cette maladie viendrait d'une « humeur qui s'étant engagée dans les nerfs, les irrite, et cause « par ce moyen, les convulsions dont il s'agit (1). » Car le temps de ces doctrines humorales est passé; nous arriverons tout de suite aux opinions qui sont exprimées dans les ouvrages contemporains.

Au premier rang, comme cause de la chorée, nous trouvons la peur; elle a été citée par tous les auteurs, y compris M. Bouchut, qui signale son influence en ces termes : « Une violence inatten- « due, un effroi terrible, un bruit soudain qui éclate et surprend, « telles sont les causes qui font qu'un enfant devient choréi- « que (2). »

Il est bon, tout d'abord, de rappeler une remarque déjà faite par Guersent : ce n'est pas la peur qui cause la chorée, mais c'est la disposition à cette maladie qui rend les enfants très-faciles à s'effrayer. En outre, il faut se défier d'une crédulité exagérée, car les mères de famille ont une grande tendance à attribuer la chorée de leurs enfants à la peur. Il en est pour la danse de Saint-Guy comme

(1) Médec. pratique de Sydenham, traduction de Jault, Paris 1774, p. 525.
(2) Mouvement Méd. 1875. p. 665.

pour les cancers du sein que les femmes ne manquent jamais de rapporter à un coup qu'elles auraient reçu. Enfin, lorsqu'on lit des observations telles que les n°ˢ 38, 46, 50, 57, 59 *bis*, etc., du docteur Roger, où la peur a été donnée comme cause de chorées précédées ou accompagnées de lésions cardiaques ou autres, également de nature rhumatismale, on voit quelle importance il faut accorder aux émotions morales invoquées comme causes de la chorée. Sans rejeter absolument l'influence de la peur sur cette maladie, nous croyons que son action doit être restreinte à un très-petit nombre de cas, où elle agit comme cause occasionnelle chez des sujets la plupart du temps rhumatisants.

Au nombre des causes psychiques, on a cité aussi l'imitation. Si elle a joué incontestablement un grand rôle dans les épidémies du moyen-âge, il n'en est pas de même pour la chorée actuelle, bien distincte de la grande danse de Saint-Guy.

Il est extrêmement rare de la voir se propager de cette façon, même à l'hôpital, où des malades de toutes espèces se trouvent en contact continuel avec les choréiques ; et c'est à peine si l'on en trouve un cas ou deux dans la science.

M. Bouchut a encore signalé une cause de la chorée, que nous croyons pouvoir rapprocher de la précédente : « Elle est parfois « contagieuse, dit-il, mais l'épidimicité et la contagion de cette « névrose ont quelque chose de particulier, qui ne ressemble pas « à la contagion et à l'épidimicité des fièvres au moyen des virus. « C'est une contagion spéciale sur laquelle j'ai appelé l'attention « dans ma Pathologie générale, à propos des impressions névrosi- « ques. Elle se fait par les émanations nerveuses morbifiques, qui « reproduisent sur les personnes soumises à leur influence la ma- « ladie du sujet qui les a fournies. Distinctes des impressions mo- « rales qui effrayent ou terrifient, et produisent des convulsions, « les impressions névrosiques produisent constamment la maladie « correspondante à leur nature (1). »

(1) Bouchut, Leçon clin. sur les Mal. de l'Enfance, p. 46.

Nous avouons ne pas saisir très-bien ce que peuvent être les « émanations nerveuses morbifiques » dont parle l'illustre praticien, et comment elles peuvent agir ; quoiqu'il en soit, ces cas d'épidémie se rapportent évidemment à la grande danse de St-Guy. Nous ne connaissons pas d'épidémie de la chorée proprement dite.

Outre ces causes morales, on a invoqué aussi l'influence de la chloro-anémie et de l'onanisme. Sandras, (1) beaucoup de médecins modernes et en particulier le correspondant de la *Gazette*, dont nous avons déjà parlé, ont insisté sur ces faits.

Il est certain que les choréiques peuvent devenir anémiques, et le deviennent assez souvent par le progrès même de la maladie, comme le prouvent les souffles caractéristiques que l'on trouve à l'auscultation du cœur, mais il y a loin de là à la proposition inverse. C'est ce que suffirait à prouver un relevé que fit M. Sée (2) relativement au tempérament des enfants choréiques. Sur 128 il en trouva 60 qui étaient plus ou moins lymphatiques, et nullement anémiques ; 40, qui étaient des enfants d'une bonne force ; sur 3 seulement, il a pu constater une chloro-anémie précédant la chorée.

Pour ce qui est de l'onanisme, c'est une de ces causes banales auxquelles, depuis Tissot, on rapporte toutes les maladies imaginables. Notre praticien rural et plusieurs de ses confrères, réunis en petit congrès scientifique, proclament que l'onanisme n'existe pas chez les enfants de leurs circonscriptions ; par conséquent la chorée, cet apanage du vice, ne peut avoir prise sur des natures si particulièrement vertueuses. Nous ne nous permettrons pas de mettre en doute cette pureté de mœurs que le docteur a sans doute constatée par des moyens appropriés. Seulement, il ne doit pas ignorer que la chorée se rencontre dans les trois quarts des cas chez des petites filles de 5 à 8 ans, et nous doutons fort que même en employant les procédés spéciaux qu'il a dû mettre en usage, on

(1) Union Méd-1852 p. 330.
(2) Sée, loc. cit. p. 85.

arrive à démontrer que cette catégorie d'enfants est, plus que toute autre, douée d'une immoralité particulière.

Sans nous arrêter davantage, signalons une cause qui mérite un peu plus d'attention et que Gaubius et Stoll (1) avaient déjà citée; nous voulons parler de l'existence de vers intestinaux chez certains choréiques. On a constaté quelques faits de ce genre, et l'on a vu des enfants chez lesquels la chorée avait disparu après le rejet de vers (2). Il est vrai qu'à ces faits exceptionnels on peut en opposer d'autres entièrement contradictoires dans lesquels la sortie des corps étrangers n'exerça aucune influence sur la marche des accidents (3).

Quoi qu'il en soit, en admettant qu'il existe réellement quelques cas de ces chorées vermineuses, ce ne serait jamais que des convulsions choréiformes qu'on pourrait rapprocher de ces épilepsies symptomatiques qu'on a signalées comme déterminées par la présence du tænia.

Enfin M. Bouchut, tout récemment (4), indiquait comme étiologie possible une congestion passagère de la moelle. Il nous semble bien difficile d'attribuer la chorée à des troubles circulatoires comme on l'a fait avec raison sans doute pour l'épilepsie. Il faudrait en effet, dans cette hypothèse, admettre des congestions de la moelle qui dureraient des semaines, des mois entiers, chose bien invraisemblable. De plus, pour expliquer les chorées partielles, il faudrait que cette congestion fût limitée à certains points, et se déplaçât en même temps que les convulsions envahiraient ou abandonneraient telles ou telles parties. Cette hypothèse n'est pas soutenable.

Pour en terminer avec les causes auxquelles on a essayé de ratta-

(1) Cités par Bouteille, loc. cit. p. 14.
(2) Bouchut, Mouv. médic. 75 p. 665.
(3) Sée. loc. cit. p. 76.
(4) Mouvement médic. 1875, p. 665.

cher la danse de Saint-Guy, citons certaines chorées dont on a voulu faire des genres à part, parce qu'elles se développent dans des circonstances inaccoutumées. Telles sont les chorées métastatiques, la chorée hystérique, les chorées consécutives à la variole, la pneumonie, etc., et les chorées puerpérales. Dans les observations où ces cas sont relatés, et en particulier dans celles des chorées puerpérales qui sont les plus nombreuses, on ne trouve que très-peu de malades dont l'affection nerveuse soit essentielle ; le plus grand nombre avaient déjà subi une première atteinte de chorée, on présentaient des antécédents rhumatismaux (1).

Quoi qu'il en soit, ce ne seraient jamais là qu'un petit nombre de cas tout à fait exceptionnels, et nous sommes porté à croire qu'il y a là plutôt de simples coïncidences que des relations de causes à effet.

CONCLUSIONS

Nous avons examiné successivement toutes les causes auxquelles on a voulu attribuer la chorée ; nous les avons contrôlées par les données de l'anatomie pathologique et de la clinique. Des faits que nous avons exposés, ressortent les conclusions suivantes :

La chorée n'est pas une affection de nature déterminée ; toujours identique à elle-même, et dans l'état actuel de la science, on peut distinguer plusieurs espèces de cette maladie, d'après les causes qui semblent la produire :

1° En premier lieu se place la chorée rhumatismale, manifestation particulière de la diathèse du même nom. Les chorées de cette nature sont incontestablement les plus nombreuses, et les médecins les plus autorisés en cette matière, c'est-à-dire ceux qui s'oc-

(1) Sée, loc. cit. p. 69.

cupent spécialement des maladies d'enfants, tendent à lui accorder une place de plus en plus large.

2° Il est cependant des chorées qu'on ne peut rattacher à aucune cause saisissable. Elles constituent le groupe des chorées essentielles que l'on est forcé de ranger parmi les névroses.

3° Enfin il existe des chorées symptomatiques d'altérations diverses des centres nerveux; mais elles ne forment qu'une très-petite minorité à côté des deux autres groupes primordiaux.

Nous n'admettons pas comme espèces particulières les chorées dont nous nous sommes occupé en dernier lieu, car pour être logique, il faudrait en admettre autant qu'il y a de maladies précédant ou accompagnant cette affection. Ce sont des cas exceptionnels que l'on cite comme curiosités cliniques; inutile de chercher à en faire autre chose.

OBSERVATIONS.

N° 1. — Salle Ste-Anne, lit 4, service de M. Sée : —

Le 28 octobre 1875, entre une nommée Demoigny (Clémence), âgée de 25 ans, cartonnière. Cette femme, d'une bonne constitution, d'un tempérament nerveux, a eu la chorée à l'âge de 11 ans et demi, chorée généralisée et intense, qui a duré près de trois mois Aucune cause ne peut être invoquée comme ayant déterminé cette affection. Elle n'avait jamais eu de rhumatismes, elle n'en a pas eu depuis. La malade ne peut donner aucun renseignement sur la santé de ses parents, qu'elle a perdus jeune. Réglée à 13 ans, assez régulièrement. Pas d'enfants. Depuis six ans, la malade se plaint de palpitations; elle n'a jamais eu les pieds gonflés; elle n'a jamais craché de sang; mais elle est très-oppressée dès qu'elle se fatigue, ou quand elle monte les escaliers. A l'auscultation du cœur, on constate à la pointe et au premier temps un souffle assez rude et se propageant vers l'aisselle. L'auscultation des vaisseaux ne donne rien. Le pouls est assez faible, un peu irrégulier, pas d'intermittences.

État hystérique assez marqué. Bien que la malade n'ait jamais eu d'attaques, elle a parfois du spasme laryngien. Pas de points névralgiques; pas d'anesthésie ni d'hyperesthésie cutanée.

N° 2. — Salle, Ste-Anne, lit 24 : —

Le 8 décembre 1874, entre une nommée Louise Renou, âgée de 18 ans, domestique.

Le père de cette malade est d'un tempérament nerveux, très-irascible.

Il y a six ans, à peu près, il a eu une attaque de rhumatisme. La tante qui l'a élevée est également rhumatisante. Cette jeune fille a eu deux sœurs : l'une est morte, à l'hôpital des Enfants, au milieu de convulsions; elle avait 13 ans; l'autre a eu, à 14 ans, une attaque de chorée; elle en a eu une seconde au moment de ses couches.

La malade, d'une bonne constitution, éprouva une première attaque de chorée à l'âge de 10 ans. Cette première attaque, qui ne fut pas très-intense, débuta, sans cause appréciable, par le bras gauche, puis descendit au membre inférieur, de ce même côté, ainsi qu'à la partie correspondante de la figure.

A 12 ans, elle eut un rhumatisme articulaire qui commença par les deux genoux, gagna les pieds et se généralisa à toutes les articulations; elle resta trois mois au lit.

A 14 ans, deuxième attaque de chorée suivant la même marche que la première et restant, comme elle, limitée au côté gauche du corps.

A son arrivée à Paris, à l'âge de 15 ans, elle eut les pieds gonflés pendant quelque temps. Ils étaient douloureux pendant la marche; le repos calmait et faisait disparaître cette douleur. Menstruée à 12 ans, elle ne l'a jamais été bien régulièrement. Depuis le

6 octobre dernier elle n'a pas vu ses règles, et prétend être enceinte de deux mois.

Depuis deux mois également, une troisième attaque de chorée l'a reprise. Elle se borna d'abord au côté gauche; mais depuis une huitaine de jours, la chorée diminuant beaucoup de ce côté, se porta sur le côté droit; en même temps, le côté gauche présenta un peu de parésie.

A son entrée à l'hôpital, elle avait une chorée intense portant surtout sur le côté droit, et la face continuellement grimaçante. Difficulté de la parole très-marquée, difficulté dans la préhension des aliments. Les mouvements volontaires amènent une recrudescence de convulsions; l'écriture est impossible, le sommeil est calme. Quelques phénomènes d'hystérie, consistant en spasmes laryngiens, et des plaques d'anesthésie qu'on rencontre au bras gauche (ces plaques n'ont été que passagères). Durant les quinze premiers jours qu'elle passe à l'hôpital, les convulsions choréiques augmentent d'intensité, à tel point qu'elle présente de nombreuses écorchures produites par ses mouvements incoordonnés et qu'on est obligé de l'attacher dans son lit. A partir du 28, l'état général s'améliore; la malade a ressenti à plusieurs reprises des douleurs articulaires légères; enfin, le 10 janvier, les mouvements avaient presque cessé et la malade pouvait quitter l'hôpital.

N° 3. — Salle Sainte-Anne, n° 1. — Le 21 juillet, entre une nommée Bayle (Marie), blanchisseuse, âgée de 27 ans. Cette femme, d'une constitution moyenne, est née de parents non rhumatisants et n'ayant jamais eu la chorée. Réglée à 15 ans, elle l'a toujours été assez régulièrement. Elle s'est mariée à 16 ans et a eu depuis 4 enfants. A l'âge de 17 ans, elle a été affectée d'une chorée siégeant dans les deux bras seulement, chorée que la malade nous décrit parfaitement comme caractérisée par la difficulté de préhension des objets qu'elle lâchait aussi sans le vouloir, et par des mouvements incoordonnés et involontaires. Cette affection, qu'elle attribue à une violente frayeur, a duré trois semaines environ. Depuis ce temps, elle n'a pas eu d'autre attaque.

Il y a 4 semaines elle a éprouvé dans les hanches des douleurs qui ont gagné les genoux et les articulations des deux bras ; aujourd'hui ces jointures sont tuméfiées, rouges et douloureuses ; le rhumatisme est à l'état aigu. Depuis un mois, elle a eu une perte utérine à la suite de ses règles ; de là un état anémique avec palpitations. L'auscultation du cœur fait constater un bruit de souffle rude au premier temps et à la pointe. A la base souffle moins prononcé, également au premier temps, et pouvant être anémique.

N° 4. — Salle Ste.-Anne, N° 2. — Service de M. G. Sée : —

Le 7 juillet 1875, entre une nommée Giraut (Héloïse), âgee de 18 ans, domestique, de bonne constitution. Née, à Paris, de parents non rhumatisants et non choréiques, elle s'est bien portée jusqu'à ce jour. Réglée à 16 ans, et régulièrement depuis cette époque.

Le 27 août, elle a ressenti des douleurs rhumatismales dans les jointures du membre inférieur ; ces douleurs se sont rapidement généralisées dans toutes les articulations ; fièvre intense. Soignée à Lariboisière, pour ce rhumatisme aigu (compliqué probablement de congestion pulmonaire et d'endopéricardite, car on lui a appliqué des ventouses scarifiées à la région précordiale, et des ventouses sèches sur le côté droit de la poitrine), elle y reste deux mois et sort le 2 juillet.

Dans le cours de son rhumatisme, pendant son séjour à Lariboisière, sans qu'on puisse invoquer aucune cause psychique, la malade a commencé à s'apercevoir de mouvements insolites dans sa main droite, et d'un peu d'embarras de la parole ; comme ces phénomènes étaient peu marqués, ils passèrent inaperçus, et on laissa sortir cette femme. A sa rentrée chez elle, les mouvements choréiques augmentent beaucoup d'intensité ; ils gagnent le bras gauche et la jambe gauche, où ils sont un peu moins marqués qu'au bras ; la jambe droite est intacte.

Elle entre, le 7, à l'hôpital de la Charité : son état est celui que nous venons de décrire; l'embarras de la parole est assez marqué; les mouvements choréiques sont intenses. Les palpitations qu'elle a ressenties pendant son rhumatisme commencent à se passer. On entend à la pointe du cœur et au premier temps, un souffle assez rude paraissant de nature organique, mais qui semble cependant diminuer d'intensité depuis l'entrée de la malade. Nulle trace d'hystérie.

Cet état dura une vingtaine de jours; peu à peu les mouvements diminuent; le 22 juillet, ils ont presque entièrement disparu; une légère difficulté de la parole subsiste seule.

QUESTIONS.

Anatomie et Histologie normales. — Appareil de la digestion.

Physiologie. — De l'effort.

Physique. — Inductions par les courants; appareils employés en médecine.

Chimie. — Préparation et propriétés des sulfures de potassium, de calcium, de fer, d'antimoine (kermès et de mercure).

Histoire naturelle. — Des inflorescences; comment les divise-t-on; quelle est leur valeur pour la détermination des genres et espèces.

Pathologie externe. — Des abcès du cou et de leur traitement.

Pathologie interne. — De l'hypertrophie du cœur.

Pathologie générale. — Du rôle des nerfs vaso-moteurs dans les maladies.

Anatomie et Histologie pathologiques. — De la phlébite.

Médecine opératoire. — De la suture de l'intestin.

Pharmacologie. — Des préparations pharmaceutiques qui ont les cantharides pour base.

Thérapeutique. — De la médication altérante et de ses principaux agents.

Hygiène. — De l'encombrement.

Médecine légale. — Rigidité cadavérique; phénomènes de la putréfaction modifiés suivant les milieux, le genre de mort; l'âge, et diverses circonstances.

Accouchements. — De l'inertie utérine.

<table>
<tr><td>Vu : le Doyen de la Faculté,
A. VULPIAN.</td><td>Vu : le Président de la Thèse,
G. SÉE.</td></tr>
<tr><td>Le Secrétaire de la Faculté,
A. PINET.</td><td>Vu et permis d'imprimer,
Le vice-recteur de l'Académie de Paris,
A. MOURIER.</td></tr>
</table>

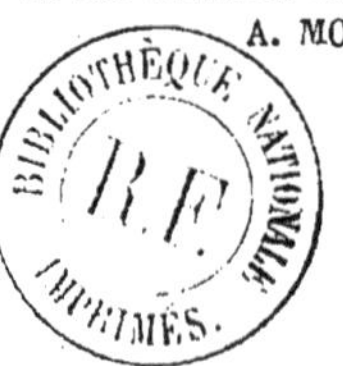

www.ingramcontent.com/pod-product-compliance
Ingram Content Group UK Ltd.
Pitfield, Milton Keynes, MK11 3LW, UK
UKHW020048080726
13614UKWH00004B/1952